AF346475

NOTE

SUR L'EAU ACIDULE FERRUGINEUSE

DE LA SOURCE Ste-MARIE

Propriété Firmin Dufourc, au Frais-Vallon, près Alger

ANALYSÉE DANS LES CONDITIONS OU ELLE EST LIVRÉE A LA CONSOMMATION

Par le Dr **Jaillard**

Pharmacien en chef à l'Hôpital militaire du Dey

ALGER

NOTE

SUR L'EAU ACIDULE FERRUGINEUSE

DE LA SOURCE Ste-MARIE (Frais-Vallon, près Alger)

Analysée dans les conditions où elle est livrée à la consommation

Par le Dr JAILLARD

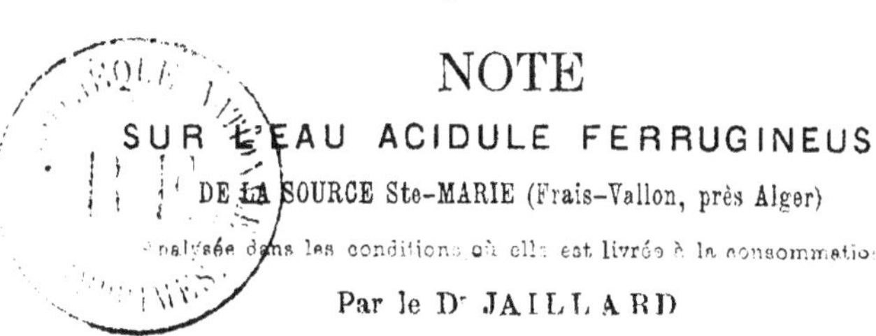

Dans la vallée étroite, qui s'élève de la porte Bab-el-Oued au sommet du Sahel, on rencontre un grand nombre de sources différemment minéralisées, le plus ordinairement ferrugineuses, dont les eaux viennent se déverser dans le ravin resserré entre les monts qui constituent le site pittoresque du Frais-Vallon et de la Bouzaréa.

Une seule d'entre elles semble avoir été l'objet de quelque vénération de la part des Arabes ; c'est celle, qui, renfermée dans un petit marabout situé près du café maure, s'écoule dans un puisard en ce moment complètement abandonné.

Quant aux autres, elles sont restées jusqu'à ce jour dans le plus profond oubli, et pourtant la richesse de leur minéralisation méritait les honneurs d'un emploi. qui n'eut pas manqué d'être avantageux à bien des patients.

En effet, la plupart d'entre elles renferment une grande quantité de fer sous l'une des formes les plus convenables pour une assimilation facile ; elles sont en même temps légèrement acidules. c'est-à-dire chargées d'acide carbonique, ce qui les rend agréables au goût, et aisément digestibles même pour les estomacs les plus délicats.

Comment se fait-il qu'avec de semblables qualités ces eaux soient restées abandonnées et que leur usage ne se soit pas répandu davantage ? Cela tient à la prompte altération qu'elles subissent, dès qu'elles sont sorties du griffon qui les fournit ;

le bi-carbonate de fer qu'elles contiennent se décomposent rapidement en acide carbonique et en péroxide de fer sous l'influence de l'air atmosphérique, dont l'action oxidante et destructive se manifeste sur elles, même dans les vases les mieux fermés. Leur transport devenant dès-lors impossible et leur consommation ne pouvant se faire que sur les lieux d'origine, on conçoit qu'elles n'aient pas été jugées dignes d'une grande attention et que l'on n'ait pas cherché à en recommander l'administration.

Mais de telles richesses devaient-elles continuer à rester ainsi délaissées? L'esprit nouveau qui est venu vivifier ce pays en a autrement décidé.

A force d'essais exécutés dans le but d'obvier à cette fâcheuse transformation, on est parvenu à la prévenir et à doter ces eaux d'une stabilité telle qu'il est possible de les expédier sans inconvénient dans les contrées les plus lointaines.

Pour arriver à ce but, bien des procédés ont été préconisés : les uns ont recommandé de les embouteiller d'une façon particulière ; les autres d'ajouter préalablement dans les récipients destinés à les recevoir une petite quantité d'acide organique, tartrique ou citrique : d'autres enfin d'augmenter la proportion d'acide carbonique, qu'elles renferment déjà, à l'aide d'appareils spéciaux.

De tous ces modes, le dernier est de beaucoup supérieur aux deux autres et seul il mérite quelque crédit. Il consiste à suraciduler ces eaux au moment même où elles sortent du sein de la terre et à les renfermer ainsi chargées d'acide carbonique dans des siphons ou des bouteilles hermétiquement closes, ainsi qu'on le fait pour les eaux de seltz artificielles.

De cette manière, on les préserve de toute altération subséquente, on en rend l'ingestion plus agréable, la digestion plus rapide et la conservation indéfinie.

C'est à ce procédé qu'a recours M. Firmin Dufourc pour l'exploitation de la source qu'il possède au Frais-Vallon, source acidule ferrugineuse, à laquelle il a donné le nom de Ste-Marie, et qui s'échappe d'un sol formé de mica-schistes pyriteux parsemés de petites veines de quartz.

Au moyen d'un appareil de M. Hermann-Lachapelle, qu'il a établi auprès du griffon, il gazéifère les eaux qui en sourdent en abondance, puis il les introduit dans des vases siphoïdes, dans lesquels elles se trouvent à l'abri de toute décomposition.

Dans ces conditions, ces eaux constituent autant une boisson d'agrément qu'un médicament efficace. A la sortie des siphons, elles sont fortement gazeuses, d'une saveur piquante et légèrement atramentaire; elles rougissent vivement le papier bleu du tournesol, brunissent l'absinthe et prennent une teinte violet-lilas en présence d'une solution de tannin.

La quantité d'acide carbonique qu'elles tiennent en dissolution est considérable et s'élève à environ quatre fois leur volume ; ce que j'ai pu évaluer approximativement en déterminant la tension qu'il exerce sur un manomètre de Bréguet.

Leur richesse en matières salines dépasse celle des eaux potables ordinaires. En en évaporant un litre et en pesant le résidu abandonné par elles et desséché à 120°, j'ai trouvé que ce dernier était égal à 0,738 milligrammes.

Quant à la nature de ces sels, quelques essais trop longs à exposer ici m'ont permis de la reconnaître. Ils sont formés de potasse, de soude, de chaux, de magnésie, de fer, d'acide carbonique, d'acide sulfurique, d'acide chlorhydrique, d'acide silicique. J'y ai découvert des traces d'iode, d'alumine et de matières organiques ; mais mes recherches, au point de vue de l'acide phosphorique et de l'acide nitrique, sont restées tout-à-fait infructueuses.

Telle est la série des éléments minéraux dissous dans la source Ste-Marie, éléments dont je me suis occupé ensuite à déterminer la proportion, en les faisant entrer dans des combinaisons particulières faciles à isoler et dont les poids ont servi

de base à mes calculs pour établir la composition de cette boisson naturelle médicamenteuse.

Ainsi, j'ai dosé la chaux à l'état de sulfate, la magnésie à
l'état de pyrophosphate, le fer à l'état de peroxide, l'acide sulfurique à l'état de sulfate barytique, l'acide chlorhydrique à
l'état de chlorure d'argent, la soude à l'état de sulfate, la potasse à l'état de chloro-platinate. Quant à la silice, je me suis
contenté de la faire passer sous la forme insoluble pour la sé-
parer et la doser.

Par suite, j'ai obtenu les données suivantes rapportées au
moyen du calcul à un litre de liquide analysé :

    0,2900 de sulfate avec la chaux précipitée par l'ébullition

    0,0104 de pyrophosphate avec la magnésie précipitée dans
        les mêmes conditions,

    0.0246 de peroxide de fer, id.,

    0,2125 de sulfate avec la chaux non précipitée par l'ébullit.

    0.1084 de pyrophosphate avec la magnésie non précipitée
        par l'ébullition,

    0,1603 de sulfate de soude,

    0,0187 de chloro-platinate de potasse,

    0,5870 de sulfate barytique,

    0,3322 de chlorure d'argent,

    0,0140 d'acide silicique ;

d'où l'on déduit pour la quantité

de chaux à l'état de carbonate *neutre*	0,1198
de chaux sous un autre état	0,0872
de magnésie à l'état de carbonate *neutre*	0,0038
— sous un autre état	0,0397
de protoxide de fer à l'état de carbonate *neutre*	0,0192
de soude	0,0699
de potasse	0,0036
d'acide sulfurique	0,2018
de chlore	0,0824
d'acide carbonique formant des carb^es neutres	0,1099
d'acide silicique	0,0140

Ces nombres rappellant fidèlement les données de l'analyse sans qu'aucune espèce d'idées théoriques les aient modifiés ; cependant, envisagés ainsi, ils donnent une idée incomplète de la nature des eaux dans lesquelles les principes représentés par eux se trouvent répandus ; ils ne peuvent servir à en faire comprendre les qualités et la valeur thérapeutique ; ils n'en expriment point la composition avec celles des sources qui possèdent une minéralisation analogue.

Pour obvier à ces inconvénients, il était nécessaire de réunir ces éléments, de les exposer sous la forme de composés, dont les propriétés connues permissent par induction de prévoir leur action physiologique et les effets médicaux qu'ils sont capables de produire. Par ce moyen, on vient en aide au médecin qui les prescrit, on le dirige dans sa médicamentation, on lui soumet les bases d'un contrôle indispensable dans le choix du médicament qu'il doit administrer.

C'est à ce résultat que j'ai tenté d'arriver en combinant les principes que j'ai signalés plus haut, d'après leur plus grande affinité et en suivant en cela l'habitude, prise par les chimistes dans de pareilles circonstances, de grouper les acides et les bases de manière à les présenter sous la forme de composés les moins solubles. J'en ai ainsi opéré la synthèse, en m'appuyant sur les hypothèses qui, il est vrai, n'ont rien d'absolu mais qui au moins ont l'avantage d'être en harmonie avec les lois admirables découvertes par Berthollet.

Tableau représentant la composition synthétique de l'eau acidule ferrugineuse de la source Ste-Marie.

Acide carbonique, environ 4.000 cent. cubes.

Carbonate de chaux	0,214
— de magnésie	0,008
Sulfate de chaux . . , ...	0,242

Sulfate de magnésie. 0 117
Chlorure de sodium 0,132
    —   de potassium. 0,006
Carbonate de protoxide de fer. 0,031
Acide silicique 0,011
Alumine. . . . . traces
Iode. . . . . id.
Matières organiques . . . . id.

$$\overline{\hspace{6cm} 0,731}$$

En examinant ce tableau, on reconnaît : que les eaux déli-
vrées en siphons par M. Firmin Dufourc sont acidules ferrugineuses, que le fer s'y trouve à l'état de proto-carbonate, mode
sous lequel s'opère aisément son assimilation, mais aussi sous
lequel il est exposé à éprouver les changements les plus pro-
fonds, dès qu'il est soustrait à l'influence conservatrice de l'a-
cide carbonique. En effet aussitôt qu'il est exposé au contact de
l'air, il se transforme rapidement en peroxide de fer, abandon-
ne le liquide dans lequel il est dissout et donne lieu à un préci-
pité abondant plus ou moins compact. Quelques chimistes,
ayant soumis à l'analyse ce dépôt ocracé et ayant rencontré
dans sa constitution des traces d'acide sulfurique, ont pensé que
l'élément martial devait se rencontrer dans les eaux du Frais-
Vallon à l'état de sulfate ferreux. Je ne saurais me ranger à
cette opinion, attendu que les eaux de la source Ste-Marie ne se
comportent pas comme les eaux minérales ferrugineuse sulfatées, qui, abandonnées à elles-mêmes, ne perdent jamais tota-
lement leur principe minéralisateur, mais bien comme les eaux
ferrugineuses carbonatées, qui s'en dépouillent complètement

Ce qui vient encore à l'appui, de cette manière de voir, c'est
la présence dans la source Ste-Marie d'une quantité de gaz
carbonique suffisante pour la rendre légèrement gazeuse et
la doter de propriétés excitantes, que ne possèdent pas ordinairement les eaux sulfatées.

On m'opposera peut-être que la constitution pyriteuse du sol, d'où ces eaux s'échappent et auquel elles empruntent leur principe ferrugineux ne permet pas d'accueillir mon assertion et contredit mon affirmation.

Au premier abord cette objection semble péremptoire et on se sent disposé à l'accepter ; malheureusement un examen un peu approfondi la renverse aisément.

En effet, en admettant même que cette source au moment de sa minéralisation renferme du sulfate de fer, en résulterait-il qu'à son émergence elle retint encore le même composé ? Assurément, non ; de plus, il ne peut en être ainsi : attendu que le bicarbonate de chaux contenu dans ce eaux, réagissant sur le sulfate en question, le transforme instantanément en bicarbonate ferreux, ainsi d'ailleurs que nous l'indiquent l'expérience en même temps que les lois des doubles compositions.

Les eaux du Frais-Vallon sont donc minéralisées par le fer et l'acide carbonique, principes importants dont les vertus sont si connues et l'emploi si fréquent. Elle ne sont point seulement utiles et avantageuses pour les malades, elles sont aussi excellentes pour les gens bien portants, surtout pendant les chaleurs excessives des mois de juillet, d'août et de septembre. A la dose d'un verre, elles désaltèrent d'une manière prompte et durable, elles apaisent la sécheresse et l'empâtement de la bouche. Prise pendant les repas, elles excitent l'appétit, elles favorisent la digestion et ne présentent aucun des inconvénients de certaines préparations martiales qui, au contraire, les troublent et rendent l'estomac paresseux.

Déjà les propriétés curatives de ces eaux ont été signalées dans bien des cas; on les a vues produire des effets merveilleux chez des individus affaiblis par un long séjour dans des contrées marécageuses, chez les valétudinaires aux prises avec cette lenteur de convalescence qui caractérise les habitudes paludéennes et diarrhéiques. Elles sont d'un heureux emploi dans les gastralgies, les dérangements instestinaux, dans ces pertes d'appétit causées le plus habituellement par les formes de l'embarras gastro-intestinal si variées et si fréquentes en Algérie.

Elles ont rendu déjà à bien des chlorotiques leur santé compromise par des leucorrhées ou des dysmenorrhées pénibles et rebelles à tous les autres moyens.

On les a administrées avec profit dans des cas de douleurs névralgiques à type irrégulier, de chloro-anémie accompagnée de bruits de souffle divers dans les gros vaisseaux et notamment dans les carotides et les sous-clavières, d'anhilation au moindre mouvement, de dyspepsie, de menstruation douloureuse, irrégulière et peu abondante.

On peut encore ajouter qu'à la suite d'un usage suffisamment prolongé, elles relèvent les forces de ceux qui sont épuisés par les abus vénériens, par les cachexies syphilitiques ou mercurielles, qu'elles raniment leurs fonctions paralysées en ramenant au type normal la qualité de leur sang.

A ces divers titres, les eaux de la source Ste-Marie sont destinées à jouer un grand rôle dans la thérapeutique des maladies de l'Algérie, et comme, avec l'embouteillage auquel on les soumet leur conservation est assurée, leur transport facile et leurs propriétés à l'abri de toute altération, il est permis d'espérer qu'elles pourront être expédiées dans les différentes contrées de l'Europe, et qu'elles rivaliseront sans nul doute avec succès avec les eaux de Spa, de Contrexeville, de Bussang, d'Orezza, de Pirmont, etc.

Quant à l'addition d'une nouvelle quantité d'acide carbonique à celle qui préexiste dans ces eaux, elle n'a pas seule que l'avantage de les préserver d'une trop facile décomposition, mais elle en accroît les effets, en facilitant le travail des muqueuses gastriques et en augmente la force médicatrice sans rien changer à leurs conditions premières.

www.ingramcontent.com/pod-product-compliance
Lightning Source LLC
LaVergne TN
LVHW011932170726
843501LV00011BA/4358